Paroles

de

Rhumatisants

Souhaibou NDONGO & Ndeye Dialé NDIAYE

Paroles

de

Rhumatisants

Préface du Pr Souleymane Bachir DIAGNE

Sénégal
L'Harmattan

10 VDN, Sicap Amitié 3, Lotissement Cité Police, DAKAR

senharmattan@gmail.com
senlibrairie@gmail.com

ISBN : 978-2-336-52554-9
EAN : 9782336525549

Dédicaces

- **À** nos parents
- **À** nos enfants
- **À** nos patients
- **À** tous les soignants
- **À** nos amis

Remerciements

- **Pr** Souleymane Bachir DIAGNE
- **Pr** Ramatoulaye DIAGNE
- **M.** Mouhamadou MBAYE
- **M.** Makhtar DIAKHATÉ

Sommaire

Préface

Lorsqu'on dit d'un livre qu'il se lit *comme un roman,* on entend par là que l'écriture en est fluide et claire, rendant aisée et agréable la lecture, en même temps qu'on indique que le sujet n'est justement pas un roman, qu'il est assez technique, voire difficile. L'expression « comme un roman » est alors un compliment à l'auteur pour avoir réussi le tour de force de rendre ce sujet accessible au plus grand nombre. Dans ce sens, *Paroles de Rhumatisants* se lit vraiment comme un roman.

Mais, et c'est la surprise qui attend le lecteur, il faut aussi entendre l'expression dans un autre sens, littéral celui-là, puisque ce livre est précisément un… roman, aussi. Qui fait parler un personnage principal, Pétaw, une femme atteinte de polyarthrite rhumatoïde et dont les paroles nous font découvrir à quel point cette maladie est terriblement débilitante.

Il n'est certainement pas banal de mettre en scène, s'agissant de maladies physiques, les patients qui en sont atteints. C'est plutôt, et assez souvent, lorsqu'il est question de maladies mentales que l'on présente le patient ou la patiente avec tous les aspects biographiques qui ont leur importance pour l'étude du cas. Ce qui se comprend, étant donné que l'accès à la « vérité » individuelle, subjective et intime du cas se donne dans la parole du malade. On notera d'ailleurs à ce propos que l'un des deux auteurs du présent ouvrage est une psychiatre, l'autre étant un Interniste rhumatologue.

Il n'est surtout pas banal que le patient, en l'occurrence la patiente, Pétaw, soit un être de fiction créé, comme dans un roman, pour les besoins du récit romancé (transcrit en caractères normaux), traduit et commenté scientifiquement (dans les passages en italiques), qu'est *Paroles de rhumatisants*. Il ne faut pas s'y tromper : Pétaw est un personnage créé, mais à partir des personnes réelles que sont les nombreux patients de nos deux auteurs. En ce sens les « paroles » de Pétaw constituent un récit composé, de manière romancée, par des récits réels. Et c'est ce qui en fait la vérité profondément humaine et émouvante.

En effet, par sa forme, ce livre nous place d'emblée, nous lecteurs, au cœur de cette vérité qui est celle de notre condition humaine. Nous entrons avec Pétaw dans ce qui est, pour elle, un vrai chemin de croix où la souffrance que lui inflige directement la maladie est démultipliée par ses autres effets qui sont d'autres maladies qui profitent du retournement contre soi de son système immunitaire. Nous voyons combien sa vie professionnelle, mais aussi sociale et affective souffre de ce qu'elle appelle « cette saleté » qui déforme son corps, lui vole sa beauté et lui impose de chercher un introuvable soulagement dans des drogues qui apportent avec elles une autre souffrance, celle de l'addiction. Nous découvrons, d'un mot, la capacité de la polyarthrite rhumatoïde à nous rendre étrangers à notre propre corps que nous ne *sommes* dès lors plus, mais que nous traînons plutôt comme un boulet.

Mais au détour d'un paragraphe, nous découvrons aussi la force de l'amour, celle d'une mère qui accompagne sa fille souffrante devenue une femme, ainsi qu'elle le faisait quand elle était petite. Nous apprenons énormément sur la nature des rhumatismes en général, de cette forme dont Pétaw est atteinte en particulier. Mais nous apprenons aussi le sens de l'empathie. Ce n'est pas seulement que l'écriture fait que nous nous identifions dans une certaine mesure à la patiente. C'est aussi que nous sommes émus par la manière dont les deux auteurs du livre sortent de la position distanciée du médecin, qui est une condition de l'exercice du métier, pour faire un avec leur patiente, vivre la maladie avec elle, la voir par ses yeux et non ceux, cliniques, de leur science. Et nous comprenons alors tout le sens du soin, du *care*. Et nous comprenons que le sujet de *Paroles de Rhumatisants* c'est d'abord, c'est surtout, l'humanisme.

Pr Souleymane Bachir DIAGNE

Avant-propos

Les rhumatismes inflammatoires chroniques constituent un fléau mondial. La polyarthrite rhumatoïde, plus fréquent des rhumatismes inflammatoires chroniques, en est l'une des formes les plus expressives et les plus abouties en raison de ses atteintes chroniques, sévères et invalidantes, surtout en l'absence d'un traitement précoce et adapté.

Ces atteintes, qui ne sont pas que articulaires, ont des répercussions majeures et protéiformes sur la vie des patients atteints de polyarthrite rhumatoïde. En effet, elles bouleversent tout le schéma bio-socio-professionnel, avec leur corollaire de retentissement psychique, imprégné des représentations culturelles propres à chaque communauté.

Aussi, il est courant, dans la pratique de tout médecin clinicien, de bénéficier d'échanges enrichissants avec les patients, pour lui, pour l'ensemble de la communauté médicale et, au-delà, pour toute la collectivité.

Cet ouvrage est le récit d'une patiente, Pétaw, venue consulter pour des douleurs articulaires qui se révéleront être les symptômes d'une polyarthrite rhumatoïde. Récit à travers lequel deux médecins — Interniste-Rhumatologue et Psychiatre —, tous deux interpellés dans leur pratique quotidienne par l'impact et le retentissement des maladies chroniques, jettent un regard croisé sur l'exposé de Pétaw, qui se veut « porte-voix » des patients atteints de polyarthrite rhumatoïde.

En effet, même si les itinéraires de vie et de soins diffèrent, le vécu de la maladie est susceptible de les rapprocher. Sa parole pourrait bien être celle de tous.

Au nom des Rhumatisants

Une entrée flageolante

C'était une après-midi du mois d'août d'un hivernage pluvieux. On venait de célébrer la *Tamkharite*, une grande fête religieuse au Sénégal. Et en de pareilles circonstances, c'était le grand rush, comme si toutes les maladies « mises en veilleuse », le temps de fêter, s'étaient réveillées en même temps.

Ce jour-là, une patiente, nouvelle, du nom de Pétaw, aura bien retenu notre attention.

****** L'histoire clinique de Pétaw symbolise bien les diverses facettes des rhumatismes inflammatoires chroniques auxquelles les patients font face tout au long de l'évolution de leur maladie.*

Le vécu de la maladie et ses multiples retentissements ont un impact certain sur la santé physique et mentale des patients.

****

Pétaw, la quarantaine, dernière sur la liste des patients ce jour-là, était à sa première admission dans notre unité de consultation.

Ce fut son tour aux environs de dix-sept heures vingt-cinq.

Elle entra dans la salle de consultation en traînant le pas, les deux mains emmitouflées sous son foulard, les poignets à peine visibles.

Sa démarche était lente, précautionneuse et hésitante. Ses longs vêtements traînaient au sol.

Elle était vêtue d'un grand boubou aux couleurs bariolées, en voile léger, comme il est souvent de coutume en cette période de chaleur, pendant le mois d'août à Dakar. Le curseur affichait trente-six degrés Celsius.

Ses pieds semblaient nager dans de larges sandales qu'elle parvenait à peine à soulever, au vu du grincement assourdissant qui rythmait ses pas.

La distance, relativement courte séparant la porte du bureau de la chaise des patients, parut interminable pour Pétaw, tant elle mit du temps à le parcourir.

Poussant un grand soupir, elle nous lança :

— Docteur, j'ai attendu trop longtemps, il faut penser à ceux qui sont dehors !

Elle paraissait harassée par l'attente prolongée et le « tapage » habituel lié aux va-et-vient sempiternels et ininterrompus dans le hall d'attente du service de consultations externes.

Son visage, presque figé, laissait transparaître une grande souffrance, en rapport avec son état clinique ?

Elle avait les paupières et les joues abaissées, la mimique très peu mobile.

D'innombrables ficelles de sueur, dégoulinant de son visage, avaient fini de défaire une bonne partie de son maquillage. Les différents coloris s'entremêlaient les uns aux autres, tel un arc-en-ciel réfléchi.

Le regard effaré, Pétaw tournait la tête de façon répétée, scrutant tous les coins et recoins de la salle de consultation.

Sa réponse à nos mots de bienvenue était à peine audible, mais suffisante pour nous faire comprendre sa détresse.

Nous l'invitâmes à s'asseoir avec bienveillance. Il nous fallut répéter cette invitation à deux reprises pour qu'elle revînt de ses pensées et s'exécutât. Le bourdonnement fort et continu du climatiseur de la salle de consultation y était probablement pour quelque chose.

Elle se laissa ainsi « tomber » brusquement sur sa chaise, s'affalant de tout son poids, faisant tomber, par la même occasion, des feuilles de papier enroulées, brunies et jaunies par le temps et la poussière.

Ces « rouleaux de papier » n'étaient rien d'autre que des résultats d'anciens examens sanguins et radiographiques.

La fermeture déraillée de son petit sac noir zébré laissait entrevoir un long chapelet marron, fait de perles aux teintes d'intensité variable.

À peine installée, son sac posé sur la table de consultation, elle commença son histoire, avant tout mot de notre part.

Nous savions d'expérience que ce temps de consultation serait assurément long.

*** *La consultation est un temps prééminent et capital au cours duquel un médecin admet un patient dans le but d'asseoir et de mettre en œuvre un raisonnement clinique qui aboutit à un diagnostic.*

Ce diagnostic est porté sur la base des anomalies cliniques collectées et/ou des résultats des examens complémentaires.

La durée d'une consultation médicale est extrêmement variable selon les médecins, les spécialités et les structures d'accueil. De façon générale, elle dépend grandement de la complexité de la pathologie, objet de la consultation médicale.

Trop courte, la consultation demeure insuffisante pour une bonne analyse des symptômes et une bonne conduite de l'examen physique. Trop longue, elle peut devenir inefficace et inopérante, sans compter l'allongement du délai d'attente pour les autres patients sur la liste.

Les anomalies cliniques sont relevées durant l'examen clinique : interrogatoire et examen physique. L'interrogatoire permet de recueillir les signes fonctionnels et généraux. Quant à l'examen physique, c'est le moment privilégié pour rechercher et répertorier les signes physiques.

Les anomalies cliniques sont regroupées et classées sous forme de syndromes à partir desquels des hypothèses diagnostiques sont formulées.

La confirmation de ces hypothèses passe habituellement par une demande hiérarchisée d'examens complémentaires.

Toutes ces étapes nécessitent une démarche méthodique et rigoureuse permettant de cerner l'entièreté des problèmes posés par le patient au plan bio-psycho-social.

Les prescriptions médicamenteuses à la sortie d'une première consultation médicale sont usuellement d'ordre symptomatique.

*Ce n'est qu'à l'issue de la recherche diagnostique qu'un traitement étiologique, en rapport avec la cause, est mis en route.****

Dans la chaudière des symptômes

Pétaw a aussitôt commencé à partager son parcours de vie avec sa maladie.

Sans lever les yeux vers nous, elle délivrait son discours, qui était entrecoupé de pleurs et de sanglots.

— Docteur, vous avez du temps, j'espère ? Je n'en peux plus avec cette maladie, Docteur !

Je suis fatiguée, épuisée par tous ces docteurs que j'ai vus, ces rendez-vous qui ne finissent pas. Ces traitements qui ne changent pas et qui ne servent à rien. J'ai fait toutes sortes d'analyses et j'ai toujours aussi mal, sinon plus.

J'ai tout perdu avec cette maladie, Docteur. Tout !

Elle s'arrêta, pleura longuement avant de poursuivre entre deux soupirs.

Elle continua :

— J'étais une belle jeune femme, mais maintenant je suis toute fripée, je n'ai même plus la force de m'occuper de moi-même.

J'ai des bosses partout, aux mains, aux coudes, aux genoux aux chevilles, et j'en passe.

Je me déplace comme une vieille maman, alors que je suis à la fleur de l'âge.

Mes journées sont pénibles, épuisantes, les nuits encore plus longues et interminables.

Après une petite pause entrecoupée de sanglots, elle reprit la parole pour, comme dans un grand déluge, rapporter toute l'histoire de sa maladie.

**** Pétaw, comme de nombreuses femmes adultes sénégalaises, est atteinte de polyarthrite rhumatoïde, prototype des rhumatismes inflammatoires chroniques.*

La polyarthrite rhumatoïde est une affection hétérogène et ubiquitaire avec une prévalence variable selon les différentes régions du monde.

Au Sénégal, elle a communément une présentation polyarticulaire, et est caractérisée par une forte immunopositivité des facteurs rhumatoïdes et des anticorps anti-peptides cycliques citrullinés.

Ces deux marqueurs immunologiques sont à la fois des éléments diagnostiques et pronostiques de la maladie.

Dans bien des cas, la polyarthrite rhumatoïde s'inscrit dans un contexte familial rendant compte du déterminisme génétique de cette affection.

La polyarthrite rhumatoïde est aussi médiée par des facteurs environnementaux tels que le tabac et certaines infections comme Porphyromonas gingivalis.

Le rôle et les mécanismes d'action intimes de ces différents facteurs sont de mieux en mieux connus. ***

— Mes nuits ont toujours été très longues et j'avais l'impression de tourner en boucle vingt-quatre heures sur vingt-quatre depuis le début de cette « saleté », il y a sept ans.

Puis, après un geignement très audible, elle poursuivit :

— Docteur, avec cette maladie, je fonctionne h24 ! pas de répit ou repos.

Le repos, parlons-en, je ne connais pas. Même quand je ne fais rien, je suis épuisée et j'ai mal ! Comme si mon corps était une machine qui n'arrêtait pas de tourner.

Je n'y comprenais rien, et d'ailleurs je n'ai toujours rien compris à ce qui m'arrive ! Au début, j'avais très mal dès le réveil, aux doigts, aux poignets, aux épaules et aux genoux. J'avais des douleurs un peu partout, dispersées sur tout le corps.

Je me réveillais le corps engourdi. Tout mouvement était pénible. Il m'était difficile de bouger une quelconque partie de mon corps.

Avant de comprendre que cela semblait s'atténuer au fur et à mesure que la journée avançait, je me « droguais » ! Oui Docteur, je fonctionnais à coups de cachets que me donnait ma mère. Des cachets qui selon elle étaient une panacée à tout guérir.

Le calvaire débutait à peine le jour couché. En effet, dès le crépuscule, mes articulations étaient gonflées et restaient lourdes et douloureuses toute la nuit et à longueur de journée. Mes doigts étaient boudinés au point où je ne pouvais plus ni les mobiliser pour faire quoi que ce soit, encore moins mettre des bagues.

Mon corps était gourd et brûlant au toucher comme à l'intérieur. À l'intérieur de mon corps bouillonnait en permanence une marmite à feu cuisant.

Je passais toute la nuit à me retourner dans mon lit, cherchant sans cesse la meilleure position, celle où j'aurais le moins mal possible.

Tantôt, surélevant les poignets à tour de rôle, puis les genoux et pieds ; tantôt, m'accroupissant sur le lit. Cela jusqu'au petit matin.

Il m'arrivait de me déplacer en rampant, tellement je peinais à bouger.

Au réveil, elle sembla esquisser un sourire, au petit matin devrais-je dire, j'avais l'impression d'avoir passé toute la nuit à me battre contre un mal invisible, j'étais encore plus épuisée. J'avais l'impression d'avoir été « tabassée » toute la nuit, tellement je me sentais éprouvée et enquiquinée.

Cette sensation de fatigue intense et ces douleurs étaient permanentes. J'étais fatiguée à longueur de journée, même sans rien faire. Le plus petit mouvement me demandait un effort démesuré !

Nos tentatives de placer quelques mots étaient restées vaines, tant Pétaw était profondément plongée dans l'exposé et la description de ses symptômes.

Elle ne s'arrêtait pas. Elle leva une nouvelle fois la tête, le regard droit et incisif et rapporta :

— Je n'arrivais à rien faire au réveil. J'étais vraiment handicapée, j'arrivais à peine à mobiliser mes segments de membres au petit matin.

Je sortais difficilement du lit, et ma toilette personnelle était une vraie corvée ! Au fil des années, je ne pouvais plus la faire seule. J'en suis arrivée à me faire assister. Vous imaginez !!! Je suis aidée à cela par ma mère.

Elle s'empressait de venir chaque matin me prêter main forte. Au début, c'était un moment difficile, voire gênant. À mon âge, me faire toiletter par ma mère !!!

Elle me répétait sans cesse, pour de toute évidence, me mettre à l'aise : « N'oublie pas que je suis ta mère. Et je suis la mieux placée pour le faire. Tu n'as pas choisi d'être malade. »

Ce qui ne m'empêchait pas de lire toute sa souffrance et sa tristesse.

Elle n'arrivait pas à cacher sa peine. Et comme pour éviter de « craquer », elle fuyait continuellement mon regard. Je cherchais en vain à accrocher ce regard en ces moments de petit aparté.

J'avais fini par être habituée à ses gestes et va-et-vient de tous les matins. Elle les accomplissait avec minutie et méticulosité un par un dans une chronologie infaillible, tel un rite.

Elle commençait toujours par ouvrir les fenêtres de ma chambre en répétant, comme si elle ne l'avait pas dit et redit la veille et l'avant-veille, à voix basse, mais tout de même audible : cette fraicheur matinale au lever du soleil est bonne pour la santé.

Ensuite, elle m'aidait à me lever, me mettre sur le fauteuil accolé à mon lit.

Ce fauteuil me servait aussi de table de chevet. J'y déposais pêle-mêle mes petites affaires, le soir au coucher.

Puis, elle refaisait soigneusement mon lit, et finissait par éplucher tous les coins de ma chambre comme si elle procédait à un recensement de mes effets personnels.

Elle rangeait ainsi ma chambre comme elle l'aurait fait pour une petite fille.

Suivait ensuite le moment le plus difficile : mes « premiers » pas pour aller vers les toilettes.

Ma mère était très patiente avec moi et prenait tout le temps nécessaire. Elle ne voulait pas m'entendre gémir ou faire un quelconque bruit. Elle tenait à garder secrets ces moments, peut-être pour ma dignité ?

Pétaw s'est à nouveau longuement tue, sa tête, baissée, avait presque disparu entre ses deux omoplates. Ces dernières aux extrémités supérieures pointues comme des piquets de tente renseignaient sur l'état d'amaigrissement de Pétaw.

— C'est ma mère qui préparait et m'amenait mon petit déjeuner tous les jours, jusque dans mon lit.

Une de mes cousines, qui vit, d'ailleurs, toujours à la maison, me répétait tout le temps que j'étais gâtée. C'étaient les rares fois où je voyais ma mère dépitée et désappointée par ces remarques qu'elle trouvait cyniques et inopportunes.

Des « rites », il y en avait à la maison. Tous les soirs aux environs de vingt-deux heures, avant le coucher, ma mère m'enduisait tout le corps de beurre de karité faiblement réchauffé. C'était l'occasion de m'étirer tous les muscles et segments des membres. Elle disait avant de débuter le « badigeonnage », comme pour apporter une touche d'humour, que c'était l'heure de la « kiné-maison ».

Ensuite passait mon père pour une longue série de prières.

Assis sur le fauteuil, la main posée sur ma tête, la voix caverneuse, il se mettait à réciter pendant un long moment.

J'avoue que je n'arrivais jamais à bien entendre ni à déchiffrer ces propos malgré le silence sépulcral qui régnait dans la pièce en ces moments-là.

Ce fauteuil avait d'ailleurs toute une histoire. Il faisait partie des objets que ma mère avait hérités de son défunt grand-père maternel. Elle y tenait beaucoup malgré la vétusté de cette causeuse aux accoudoirs cassés. Elle ne ratait pas l'occasion d'insister sur la symbolique de ce fauteuil pour elle.

Ma mère a été confiée dès le bas âge à sa grand-mère maternelle, et ce grand-père qui a été comme un père pour elle l'a éduquée, la chérissait plus que ses propres enfants et l'a même donnée en mariage.

Elle aimait bien nous raconter le nombre de fois qu'elle a dû déménager avec depuis le décès de son grand-père, et de nous dire avec insistance qu'elle n'envisageait pas de s'en séparer.

Comme pour mettre fin à cette digression sur le fauteuil, nous lui demandâmes :

— Madame, avez-vous une autre maladie particulière ?

Elle répondit très rapidement et continua.

La partie immergée de l'iceberg

— Mon passé médical n'arrange pas les choses, Docteur !

J'ai un taux de cholestérol élevé et j'ai subi une intervention au genou droit.

Différents médecins m'avaient souvent demandé de faire un régime hypocholestérolémiant et de pratiquer une activité sportive régulière. Mais comment faire du sport quand on a mal tout le temps ?

J'ai été hospitalisée à deux reprises, suite à des infections pulmonaires et urinaires répétées, lors de la première année de ma maladie.

Je faisais de fortes fièvres et mon cœur battait très vite, tellement vite que je pensais qu'il allait sortir de ma poitrine.

En plus des perfusions d'antibiotiques, les hospitalisations étaient l'occasion pour les médecins de réajuster le traitement de ma polyarthrite, me disaient-ils.

J'étais forte et potelée avant, j'ai même essayé plusieurs régimes amaigrissants dans le passé pour perdre du poids. Qui m'aurait dit qu'aujourd'hui, je serai là en train de chercher à en regagner !

*** *L'hypercholestérolémie, au même titre que les autres facteurs de risque cardiovasculaire tels que l'obésité et l'hypertension artérielle alourdissent le pronostic des rhumatismes inflammatoires chroniques.*

Il faut ajouter à ces différents éléments la sédentarité, en rapport, entre autres, avec les atteintes de l'appareil locomoteur au cours des rhumatismes inflammatoires chroniques.

La prise en compte du risque vasculaire dès le diagnostic d'un rhumatisme inflammatoire chronique et au cours de son évolution est une priorité.

L'incidence de tels facteurs dans le pronostic de la maladie doit être clairement et explicitement abordée avec les patients lors des séances d'éducation thérapeutique.

On se souviendra également que bon nombre de médicaments, comme les corticoïdes, utilisés dans le traitement des rhumatismes inflammatoires chroniques, peuvent accroitre ce risque vasculaire. Ainsi, dans l'élaboration des différentes stratégies thérapeutiques, l'utilisation de ces médicaments doit être justifiée et encadrée en tenant compte de la posologie et de la durée de prescription.

Pétaw n'avait pas d'autres antécédents ou tares connus en dehors d'une ostéotomie de varisation du genou droit. Cette chirurgie conservatrice, moins coûteuse que la prothèse, est une technique d'intervention indiquée, entre autres, dans la gonarthrose varisante modérée.

L'indice de masse corporelle de Pétaw était de 16,5 rendant compte d'une insuffisance pondérale. L'indice de masse *corporelle est le rapport entre le poids en kilogrammes et le carré de la taille en mètres.****

****Au cours des maladies auto-immunes comme la polyarthrite rhumatoïde, de façon aberrante le système immunitaire s'attaque aux éléments du soi dans le cadre d'un processus « d'autodestruction ». De cette manière, tous les tissus de l'organisme peuvent être « agressés » lors de l'évolution du processus pathologique.*

Il y a ainsi un ensemble de phénomènes inflammatoires, impliquant plusieurs cellules du système immunitaire, qui évolue par cascades.

Ces phénomènes inflammatoires vont déterminer plusieurs lésions évolutives à l'origine des signes cliniques, immuno-biologiques et histologiques.

On assiste de fait à une véritable « mutinerie » du système immunitaire contre le soi.

Tout ceci aboutit in fine à une baisse des performances immunitaires rendant compte d'une immunodépression acquise, à l'origine des infections répétées observées chez les patients.

Les corticoïdes et les immunosuppresseurs, principaux traitements des maladies auto-immunes, favorisent et aggravent ces épisodes infectieux. ***

Le dur labeur malgré la maladie

— Mon travail et une bonne partie de mes loisirs ont grandement été perturbés par mon état de santé.

J'ai toujours eu peur d'entreprendre quoi que ce soit depuis, craignant de ne pas y arriver ou de ne pas tenir du fait de la grande fatigabilité et des difficultés à me mouvoir.

Cela a été un tournant décisif dans ma vie, un changement radical de ma situation.

Elle secoue la tête et, d'un ton plus grave, soutient : j'étais tellement enthousiaste, ambitieuse et engagée auparavant. Mais maintenant tout s'est écroulé comme un échafaudage de cartes, dans la mesure où chaque jour qui passe me rappelle mes limites.

Je vis de plus en plus le handicap au quotidien, sentant une contrainte dans tous les gestes au quotidien.

Autant vous les médecins avez votre façon d'évaluer la maladie, autant nous patients, y arrivons au fil du temps. Mon handicap qui s'accentue de jour en jour en est un témoin indéniable.

J'étais assistante de direction dans une grande entreprise privée de la place.

Mes retards et mes absences répétés n'ont pas encouragé mon patron à me garder malgré sa bienveillance lors de mon recrutement et durant mes premières années d'activité dans la boîte.

J'ai travaillé dans cette entreprise pendant trois ans sept mois neuf jours exactement, avant que ma maladie ne soit diagnostiquée.

Loin de me vanter, j'étais une agente consciencieuse et irréprochable.

Pour nous convaincre et nous persuader davantage de sa bonne foi, elle répète ses propos et va jusqu'à jurer.

Nos hochements de tête lui firent savoir que nous l'écoutions attentivement.

Sachant qu'elle avait toute notre attention, elle poursuivit sur un ton beaucoup plus audible.

Avec un brin de satisfaction, haussant les épaules, Pétaw déclara avoir été élue meilleure agente dès sa deuxième année d'activité dans cette entreprise.

— Ce travail était tellement important pour moi, si important ! répète-t-elle. C'était toute ma vie. Je m'y accrochais de toutes mes forces au risque parfois de compromettre davantage mon état de santé.

La mine solennelle, Pétaw souleva à nouveau la tête et nous interpella, comme pour nous prendre à témoin :

— Vous savez très bien que cette maladie ne rime pas avec certaines activités professionnelles, notamment celles manuelles.

De simples mouvements comme ouvrir des portes, des bouteilles ou éplucher des légumes, deviennent très vite une corvée.

Et quand il faut se lever tôt tous les jours, s'occuper de certaines tâches domestiques, pour ensuite prendre les transports en commun sur un bon nombre de kilomètres, avant de compléter le reste du chemin à pied, ce n'est pas facile.

Mon entreprise était à environ quinze kilomètres de la maison familiale. Naturellement, il fallait se lever de bonne heure pour ne pas être en retard. La circulation de Dakar avec ses multiples bouchons et embouteillages ne facilitait pas les choses.

Avant cet état, j'arrivais parmi les premiers sur les lieux de travail sans grande difficulté. Je savais l'heure à laquelle il fallait sortir de chez moi pour ne pas être en retard.

Je me faisais accompagner jusqu'à l'arrêt de bus par mes deux petits frères pour éviter les « agressions » qui pouvaient être récurrentes dans certains quartiers de Dakar surtout en veille de fête.

Avec des voisins, nous nous étions organisés pour prendre chaque matin des taxis en groupes.

Le tarif était un peu plus cher que celui des autobus, mais c'était plus rapide, plus confortable et plus sécure.

Dans les arrêts d'autobus, on assistait souvent à des échanges musclés entre les chauffeurs de taxi et les apprentis chauffeurs d'autobus.

Les choses avaient beaucoup changé avec ma maladie.

— Docteur, je dors difficilement le soir, les siestes en journée me sont impossibles et de toutes les façons, elles ne servent à rien. Elles ne calment pas la fatigue que j'ai.

J'ai beaucoup de mal à m'endormir et à avoir un bon sommeil. Et mes articulations se réveillant lentement, je ne suis plus efficace tôt le matin.

À force de quitter chez moi avec du retard, je n'arrivais plus à partir avec les voisins. Ce qui rendait mon chemin plus difficile et plus coûteux encore.

Une fois au siège de l'entreprise, pour atteindre mon bureau, il fallait monter trois étages. Il n'y avait pas d'ascenseur dans l'immeuble.

À chaque palier, je m'arrêtais un peu pour souffler, me reposer et espérer voir mes douleurs s'atténuer un peu.

Naturellement, beaucoup de mes collègues me dépassaient à hauteur de ces paliers. Et c'était l'occasion des apostrophes, des interpellations et parfois même de petites piques voilées.

Il y en avait même une qui m'appelait la vieille sur une fausse intonation de pantalonnade, avant de me balancer de façon maladroite : « Du courage, ça va aller ! »

Un grand moment de gêne Docteur, devoir monter à petits pas, devoir s'arrêter à tout bout de champ était un autre moment qui me rappelait mes limites.

Une fois arrivée au bureau, il fallait classer des documents, rédiger des courriers, faire des photocopies et tenir à jour l'agenda, très chargé, de mon patron.

Pour s'assurer que nous étions toujours concentrés malgré son long exposé, elle nous interpella en ces termes :

— Je ne vous apprends rien, Docteur ; c'est le travail de toute assistante.

Au début, mon patron était très compréhensif, mais par la suite, ce que je comprenais très bien, il fallut justifier le moindre retard ou absence. Puis vinrent la colère et l'exaspération, parce que le travail n'était pas tout simplement fait.

Je n'arrêtais pas de remettre au lendemain les plus petites tâches. Les dossiers s'amoncelaient sur ma table et finissaient par s'entremêler.

Il arrivait que j'oublie des rendez-vous importants. C'était naturellement des moments incommodants et contrariants pour tout le monde.

Je comprenais bien les états d'âme de mon patron, même si tous ces déboires étaient vraiment indépendants de ma volonté.

De mal en pis, ce n'était tout simplement plus possible.

La dysmorphie handicapante

D'un coup d'œil vif, comme pour illustrer l'évidence, elle regarda ses mains et ses pieds qui étaient le siège de déformations typiques de polyarthrite rhumatoïde.

— Vous voyez les bosses dont je vous parle. Mes mains étaient tellement jolies. On ne manquait de me le faire remarquer, et j'aimais beaucoup habiller mes ongles de vernis de couleurs assorties aux habits que je mettais.

Mes poignets étaient aussi parés de bijoux tout comme mes doigts, mais maintenant, je les cache sous mon foulard.

Et cela n'empêche j'ai l'impression que c'est tout ce que les gens voient chez moi.

J'ai toutes les peines du monde pour trouver chaussure à mes pieds, obligée d'en mettre au-dessus de ma pointure pour que mes pieds tiennent.

Docteur, c'est tellement gênant, ce sont les parties les plus visibles chez une femme.

Se voir transformée au fil du temps, n'est pas agréable à vivre.

Docteur, je suis jeune, je dois pouvoir être active et en pleine forme.

Les figures 1,2 et 3 sont une représentation schématique de différents types de déformation observés au cours de la polyarthrite rhumatoïde à la phase d'état.

De pareilles déformations, encore notées dans notre pratique au Sénégal, doivent être évitées à tout prix par une prise en charge précoce de la maladie.

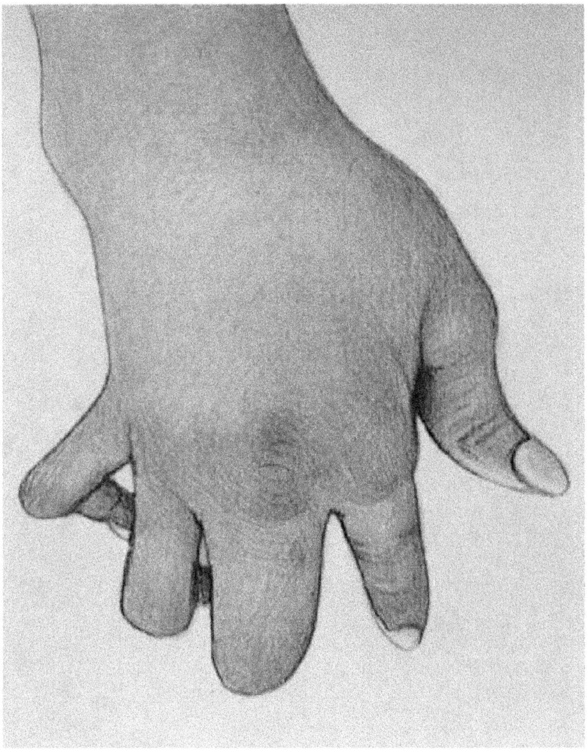

Figure 1

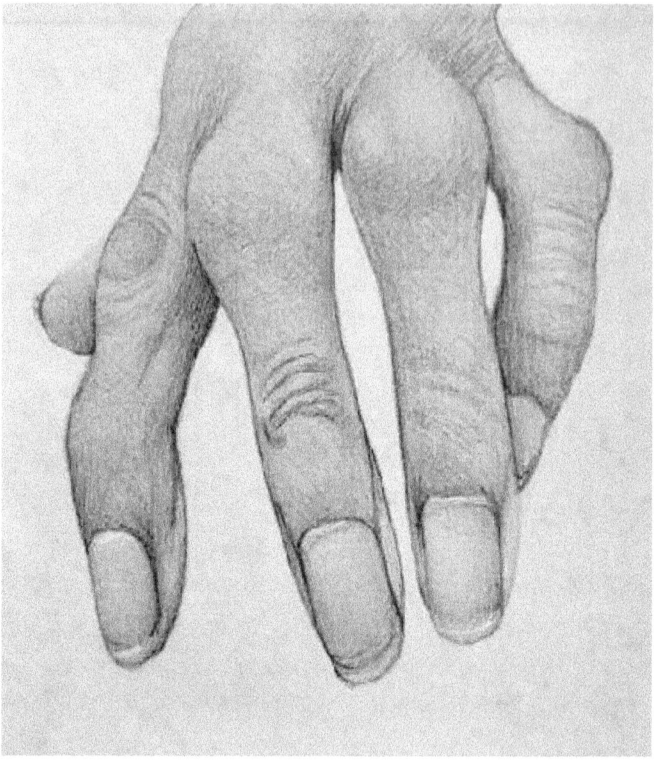

Figure 2

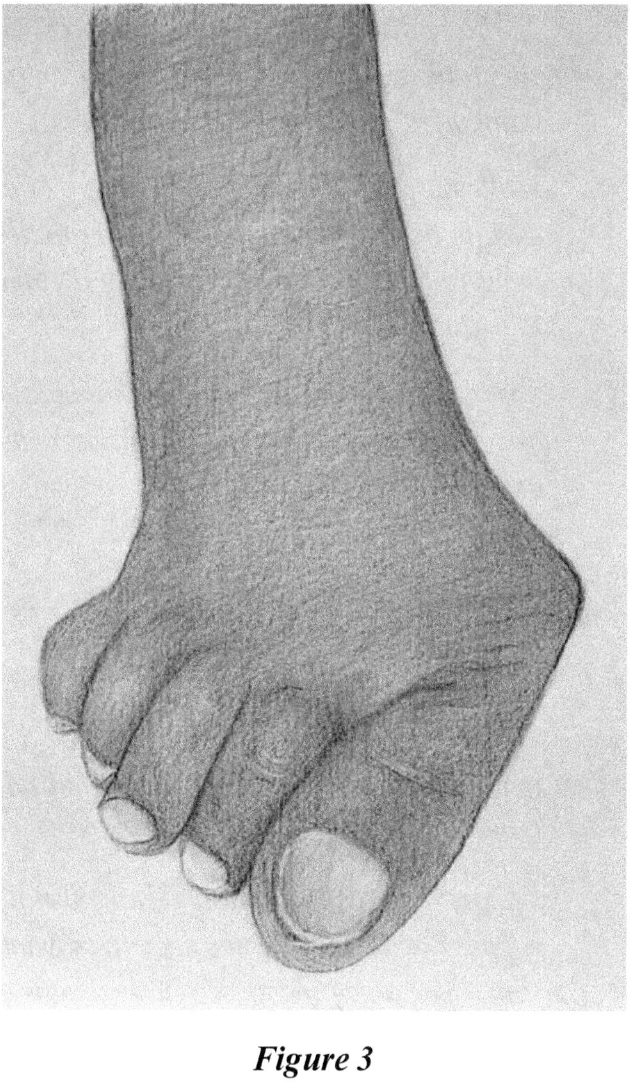

Figure 3

****La polyarthrite rhumatoïde est un rhumatisme inflammatoire chronique hautement érosif.*

L'atteinte érosive des structures ostéo-cartilagineuses est le lit de déformations irréversibles observées à la phase d'état de la maladie.

Les mécanismes immuno-pathogéniques qui sous-tendent ces destructions ostéo-articulaires sont de mieux en mieux connus.

L'implication de cytokines pro-inflammatoires comme le TNF alpha et l'interleukine 6 est bien démontrée. D'où l'intérêt d'une mise en route précoce d'un traitement de fond adapté pour annihiler leurs actions.

Les outils de classification et diagnostiques édictés par les différentes sociétés savantes sont d'une aide précieuse pour le diagnostic de la maladie surtout à la phase de début.

Ces outils, régulièrement mis à jour, doivent être vulgarisés et abordés avec les médecins généralistes dans les sessions de formation continue. Leur facilité d'utilisation contribue à réduire le retard diagnostique au cours de la polyarthrite rhumatoïde.

Les médecins généralistes ont un rôle primordial dans l'admission et le suivi des patients atteints de rhumatismes inflammatoires chroniques, surtout dans les pays comme le Sénégal où la couverture en spécialistes n'est pas encore optimale.

Ils constituent, d'une certaine manière, la première « ligne de défense » du fait de leur proximité avec les populations. Ils ont ainsi l'avantage de pouvoir recueillir les premiers symptômes et d'aider au diagnostic précoce.

Les médecins généralistes peuvent également aider dans l'évaluation de l'efficacité du traitement, la gestion des effets secondaires ainsi que la prise en compte de certains éléments du pronostic comme le risque cardiovasculaire.

Ces dernières décennies, nous avons assisté à une véritable révolution thérapeutique dans la polyarthrite rhumatoïde.

Le méthotrexate reste la pierre angulaire du traitement de fond. Les indications et la place des traitements de fond conventionnel ont été mieux définies ; la disponibilité des biothérapies et des biosimilaires s'accroit dans les pays moins avancés. Et les inhibiteurs de Janus kinases (anti-JAK) sont venus renforcer cet arsenal thérapeutique de plus en plus large.

Les anti-JAK sont de petites molécules chimiques qui inhibent les voies de signalisation intracellulaires afin de réduire l'activation cellulaire lors de la réaction inflammatoire.

Il s'y ajoute une bien meilleure approche dans la recherche et la prise en charge des effets indésirables de ces différentes molécules.

Dans tous les cas, il faut promouvoir une prise en charge adaptée et personnalisée. ***

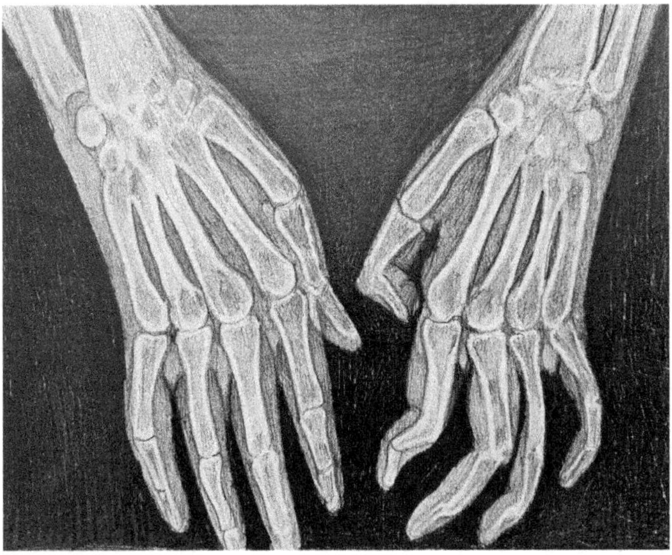

Figure 4 : *Représentation schématique des lésions radiographiques d'une main rhumatoïde au cours de la polyarthrite rhumatoïde à la phase d'état.*

À noter : l'attente avancée des os du carpe, des métacarpo-phalangiennes et des interphalangiennes proximales.

La précarité socio-économique

Pétaw s'est longuement tue avant de continuer, au milieu d'une salve de sanglots, la respiration bruyante et saccadée :

— Le plus dur a été quand j'ai perdu mon travail, comme si cela ne suffisait pas de me battre au quotidien contre cette satanée chose.

Mes revenus me permettaient tant bien que mal de payer mes ordonnances, d'assurer mon suivi et de soulager ma mère de certaines charges familiales.

Cette « petite contribution » était très importante pour moi. Cela constituait non seulement un devoir filial pour moi, mais venait en quelque sorte combler mes « insuffisances » dans les tâches ménagères.

Ne plus arriver à aider ma mère dans les différents travaux domestiques était déjà assez pénible pour moi.

Aujourd'hui, en période d'accalmie, parfois, après une prise de fortes doses de « calmants », j'arrive à accompagner ma mère qui est restauratrice à la sauvette dans les chantiers environnants.

C'est souvent après d'âpres négociations, parce qu'elle cherche à me ménager.

Moi j'en fais un point d'honneur, comme une ultime manière de lui rendre service.

Mes rendez-vous et mon suivi n'ont jamais été réguliers à cause, grandement, de mes problèmes financiers. Dans bien des cas, je n'arrivais pas à faire les analyses sanguines de suivi avant les rendez-vous. D'autres fois, c'est la prise régulière des médicaments qui faisait défaut pour plusieurs raisons : manque de moyens, rupture de certains médicaments dans les pharmacies.

Quelques amis me soutiennent de temps à autre pour l'achat des médicaments.

Je cherche encore et toujours du travail, pour subvenir à mes besoins et vivre autrement, malgré le poids de cette maladie déformante.

Le méthotrexate, principal traitement de ma maladie, est souvent en rupture dans les pharmacies dakaroises.

Un brin de reconnaissance dans la voix, Pétaw précise qu'à force de faire le tour des pharmacies pour rechercher ce fameux médicament, elle a fini par se faire des « amis » pharmaciens. Ils la préviennent régulièrement dès que c'est disponible.

Je suis célibataire sans enfant et vis encore chez mes parents. Je suis la deuxième d'une fratrie de onze.

Mon père est à la retraite. Seul un de mes frères, l'aîné de la famille, tient un travail régulier. Pour mieux nous épauler, il a toujours vécu avec sa femme et ses quatre enfants à la maison familiale.

Nous sommes en location, et obligés de temps à autre de déménager pour diverses raisons.

Nous avons perdu le cadet de la famille dans l'immigration clandestine, deux mois avant le début de ma maladie.

Nous nous sommes sentis tous, au sein de la famille, coupables de n'avoir rien vu venir.

Il portait le nom de mon grand-père paternel qui, semble-t-il, avait mal aux articulations avant son décès.

Il nous est difficile de joindre les deux bouts à la maison. Naturellement, l'achat de mes médicaments et mon suivi passent au second plan devant certaines dépenses de « survie ».

Tout ceci contribue à accentuer le stress généré, entre autres, par mes douleurs chroniques.

Vous comprenez, Docteur, pourquoi mon travail était primordial pour moi.

Dieu sait que je me suis battue. Personne ne pouvait imaginer le combat contre moi-même que je menais avant d'arriver le matin.

Je me suis accrochée autant que j'ai pu à ce travail, parce qu'au-delà, il me permettait aussi d'oublier par moments, mon sort.

**** La polyarthrite rhumatoïde est, par excellence, un modèle de douleur chronique.*

La douleur chronique, contrairement à la douleur aiguë, finit par envahir l'individu dans toutes les dimensions de son être, notamment psycho-somatiques et socio-professionnelles.

Elle peut être source de stress, d'angoisse, d'anxiété et de troubles dépressifs qui finissent par impacter sur la santé mentale des patients. Ces troubles psychiques influencent à leur tour le vécu de la maladie et l'expression des symptômes. Ils sont à la fois facteurs favorisants, facteurs de poussées et retentissement de la maladie.

On assiste ainsi à un cercle vicieux qui impose une prise en charge multidisciplinaire où interviennent somaticiens et professionnels du psy dans une approche coordonnée.

Cette prise en charge combine des moyens pharmacologiques et non pharmacologiques, et se fait au mieux dans un centre d'étude et de traitement de la douleur. ***

Au nom de la filiation et de la tradition

— Lors d'une de ses visites habituelles à la maison, mon oncle me trouva cette fois couchée sur le lit. Alors que le soleil avait entamé sa course depuis belle lurette. Ce qui ne dérangeait plus personne à la maison, habitués qu'ils étaient au réveil lent de mes articulations, pour ne pas dire de mon corps.

C'est le grand frère à ma mère. Il passait régulièrement nous voir de retour de ces marches du petit matin, une pratique qu'il voulait régulière depuis sa retraite.

La mine sérieuse, il se mit à me dévisager, pour finir par me dire :

« Mais qu'est-ce qui se passe ma fille ? Qu'est-ce que tu as aux poignets et sur les doigts ? »

Il s'assit affectueusement à mes côtés. D'une voix tremblotante, il me dit :

« Depuis quand es-tu dans cet état ? Pourquoi tes parents ne m'ont rien dit ? Je vais t'amener quelque part, laisse-moi en discuter avec tes parents. »

Il sortit d'un grand pas de la chambre, cognant légèrement le rebord de la porte. Et c'était le début d'un long et tumultueux échange entre mes parents et lui.

Il se plaignait vivement de ne pas avoir été mis au courant depuis.

Il était très contrarié par mon état, qui lui était manifestement insupportable.

Ce n'est que plus tard que j'ai compris qu'il avait proposé à mes parents de m'amener chez un tradipraticien.

Selon lui, le suivi à l'hôpital n'empêchait pas d'aller voir du côté de la médecine traditionnelle.

Il avait vu des tradipraticiens sortir d'affaire des cas plus graves que le mien.

Dans le désespoir, mes parents n'avaient d'autre choix que de le suivre.

Mon père me répétait sans cesse, comme pour me convaincre et me rassurer avant le départ, qu'on ne perdait rien à essayer et qu'il ne serait jamais question d'arrêter les médicaments.

Le « Serigne » consulté affirma pouvoir me guérir. Mais qu'il fallait au préalable détruire le sort que l'on m'avait jeté.

Il me prescrivit plusieurs bains à faire avec des décoctions, et de l'encens à partir de plantes locales.

Ma mère semblait adhérer, renchérissant sans cesse : « Elle avait un avenir tellement prometteur ma fille ! Qui a bien pu lui vouloir autant de mal ? »

**** Le caractère déformant et « mutilant » de la plupart des rhumatismes inflammatoires chroniques, en l'absence de prise en charge précoce, pousse les patients à des interprétations sous l'emprise des croyances culturelles.*

Au cours de la polyarthrite rhumatoïde, les hypothèses les plus évoquées par les tradipraticiens au Sénégal sont les atteintes mystiques et le « ndoxum siti ».

Le ndoxum siti est une terminologie locale très floue utilisée pour désigner plusieurs affections rhumatismales et cutanées.

*Les atteintes mystiques quant à elles résultent de l'action maléfique de jaloux qui jettent un sort pour ralentir ou nuire à la progression jugée trop avantageuse d'un sujet rival. ****

La figure 5 montre une représentation schématique de lésions cicatricielles de scarification : procédure de traitement traditionnel encore utilisée dans la prise en charge des synovites.

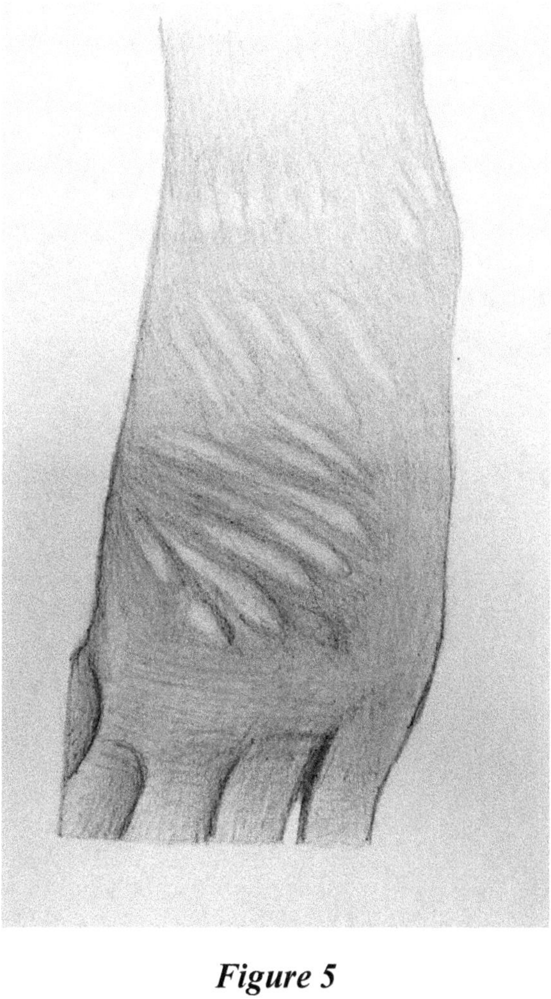

Figure 5

Des autoroutes sans radars !

— Avec mon téléphone, je suis devenue dépendante des médias en ligne et des réseaux sociaux.

J'y passe le plus clair de mon temps. J'ai développé une véritable addiction.

Au début, j'y allais pour chercher des informations sur la polyarthrite rhumatoïde et des remèdes possibles. Plus le temps passait, plus j'étais désespérée du fait d'informations contradictoires venant d'internautes, pour la plupart inexperts. Chacun y allait avec ses méthodes et ses références.

Toutes sortes de prescriptions y passaient, jusqu'aux injonctions culinaires.

Bref, à force d'essayer tout ce que j'y voyais sans grand résultat, je me résolus à en faire juste un passe-temps.

J'ai numérisé tous mes résultats d'analyses, pour éviter de les perdre.

Elle nous tendit au même moment son téléphone.

****L'internet a révolutionné l'accès à l'information dans tous les domaines, y compris celui de la médecine.*

Cet accès immédiat à de très larges informations non immédiatement vérifiables pour un non initié est un couteau à double tranchant.

Les patients peuvent, via internet, facilement, lire sur leur maladie, sur les moyens diagnostiques, les possibilités thérapeutiques et les avancées récentes.

Ils ont également la possibilité, grâce aux réseaux sociaux, de participer à des fora organisés par les associations de patients et ainsi échanger avec d'autres. Les patients peuvent, à bon droit, lors de ces rencontres virtuelles, partager des trucs et astuces pouvant les aider au quotidien.

Sur un autre plan, certaines idées reçues, non encadrées, notamment sur le pronostic et les modalités évolutives des maladies, peuvent générer ou accentuer *un état de stress et conduire parfois à de dangereuses prises de décisions non validées par le corps médical.* ***

Nous en avions profité pour l'inviter à prendre place sur la table d'examen afin de passer à l'examen physique.

Elle se leva avec précaution, et d'un pas hésitant, avança vers la table d'examen, en rajoutant que son histoire pouvait tenir toute la journée, tant elle avait à dire à propos de son parcours.

C'était pour nous l'occasion de lui dire que nous étions là et disposés à accueillir ses propos. Après l'examen physique auquel nous allions procéder, nous pourrions voir avec elle, les examens complémentaires qu'elle avait eus à faire.

****L'interrogatoire d'un patient enjambe tous les temps de l'examen clinique. Il faut savoir le prolonger pendant l'examen physique, et bien évidemment à l'occasion de toute autre admission du patient au cours de son suivi.****

Nous ne comptons pas déroger à la règle avec Pétaw.

À très bientôt, chers lecteurs, pour d'autres paroles...

Structures éditoriales du groupe L'Harmattan

L'Harmattan Italie
Via degli Artisti, 15
10124 Torino
harmattan.italia@gmail.com

L'Harmattan Hongrie
Kossuth l. u. 14-16.
1053 Budapest
harmattan@harmattan.hu

L'Harmattan Sénégal
10 VDN SICAP AMITIE 3
BP 45034 Dakar-Fann
direction@senharmattan.com

L'Harmattan Cameroun
Tsinga/Derrière polyclinique FECAFOOT
BP 11486 Yaoundé
Jacques.koukam@harmattan.fr

L'Harmattan Burkina Faso
Villa 281, secteur 23 623, rue 14.32
Ouagadougou
zagbie@outlook.fr

L'Harmattan Guinée
Almamya, rue KA 028 OKB Agency
BP 3470 Conakry
harmattanguinee@yahoo.fr

L'Harmattan RDC
185, avenue Nyangwe
Commune de Lingwala - Kinshasa
matangilamusadila@yahoo.fr

L'Harmattan Congo
219, avenue Nelson Mandela
BP 2874 Brazzaville
deunovmikhael@gmail.com

L'Harmattan Mali
Immeuble Mgr Jean Marie Cissé
Aci Hamadallaye
BP 145 Bamako
syllaka@yahoo.fr

L'Harmattan Togo
Djidjole – Maison Amela
face EPP BATOME
02 BP 20680 Lomé
didieramela11@gmail.com

L'Harmattan Côte d'Ivoire
Résidence Karl – Cité des Arts
Abidjan-Cocody
03 BP 1588 Abidjan
harmattan.ivoire@gmail.com

L'Harmattan Bénin
Rue 604, (Immeuble à l'entrée
de la rue UCAO- Cite de Saint-Jean)
Cotonou
stepcorpus@gmail.com

Nos librairies en France

Librairie internationale
16, rue des Écoles
75005 Paris
librairie.internationale@harmattan.fr
01 40 46 79 11
www.librairieharmattan.com

Librairie des savoirs
21, rue des Écoles
75005 Paris
librairie.sh@harmattan.fr
01 46 34 13 71
www.librairieharmattansh.com

www.ingramcontent.com/pod-product-compliance
Lightning Source LLC
LaVergne TN
LVHW051630071026
849535LV00009BA/3526
* 9 7 8 2 3 3 6 5 2 5 5 4 9 *